AF298761

PNEUMONIES

ANOMALES

PAR

LE Dr LHUILLIER,

ANCIEN AIDE DE CLINIQUE A LA FACULTÉ DE MÉDECINE DE STRASBOURG,
LAURÉAT DE L'UNIVERSITÉ, MEMBRE CORRESPONDANT
DE LA SOCIÉTÉ DE MÉDECINE DU BAS-RHIN.

> L'histoire des pneumonies présente encore quelques lacunes à remplir, ou du moins quelques points sur lesquels on peut appeler l'attention avec avantage.
>
> Prof. ANDRAL.

NANCY,

Imprimerie et Lithographie de NICOLAS, passage du Casino.

1855.

DES PNEUMONIES ANOMALES.

⬥⬥⬥

> L'histoire des pneumonies présente encore quelques lacunes à remplir, ou du moins quelques points sur lesquels on peut appeler l'attention avec avantage.
>
> Prof. ANDRAL.

⬥⬥⬥

La grande découverte de Laennec, avec les progrès et les modifications qu'elle a subis jusqu'à ce jour, a doté l'art médical d'un positivisme qui fait, à juste titre, l'orgueil des médecins ; c'est elle en effet qui leur donne, en face des maladies de poitrine, cette assurance, cette sûreté de vue qu'on leur reprochait de ne jamais posséder, sûreté de vue qui a considérablement diminué, pour tous, le domaine des conjectures.

Cependant, ces signes physiques si admirablement déduits, qui démontrent d'une manière presque mathématique, l'épaisseur, l'étendue, l'arrivée ou le départ du mal, ne sont pas toujours suffisants pour faire apercevoir au praticien, le pronostic réel ou le traitement convenable ; parfois même il survient des cas, rares il est vrai, dans lesquels ces signes sont une cause d'hésitation, d'embarras ou de fausse sécurité : c'est lorsque la maladie, influencée par une cause secrète, insaisissable, sort de ses voies ordinaires,

pour prendre une allure dangereuse sous des apparences bénignes; il en résulte alors que le regard de
l'observateur constate des faits, des symptômes, dont
l'oreille ne lui confirme pas la raison d'être par l'auscultation, ce qui fait qu'ils n'effleurent qu'à peine sa pen-
sée; de là peut-être une quiétude trompeuse à la
place d'une vigilance défiante; de là des revers qui
auraient pu être évités, si l'esprit moins confiant dans
le positivisme scientifique, avait su demander à ce que
l'on appelle la sagacité, l'intuition, des lumières suf-
fisantes pour éclairer sa marche.

Il y a donc encore à côté de ce chapitre si positif, si
mathématique de la science médicale, une lacune,
source d'incertitudes, d'obscurités, de périls même.

Ceci, d'ailleurs, est l'histoire de tous les temps : il
n'est pas de médecin, dans le cours de sa carrière,
quelque illustre qu'elle ait été, dont les connaissances
les plus pratiques, les plus positives, n'aient été mises en
défaut par des circonstances inattendues, par des com-
plications qui se laissaient à peine entrevoir, et qui deve-
naient la cause de revers là où l'on obtenait des succès
habituels. Aussi, est-ce pour justifier ces déceptions
et cette anomalie de phénomènes, que les anciens se
sont crus obligés d'admettre l'influence d'un agent mys-
térieux : de là ce *quid divinum* qui n'a pas eu la faveur
d'occuper beaucoup les croyances de l'époque actuelle.

On s'explique encore difficilement aujourd'hui que
Sydenham ait mis tant de persistance ou de bonne foi
à pénétrer, avant tout, le génie caché qui déjouait ses
conceptions pratiques au début des épidémies. C'est
que les phénomènes qui s'écartent des lois ordinaires
et qui n'apparaissent qu'à de longs intervalles, ne

laissent pas assez de traces de leur passage pour prendre une place fixe dans le domaine des faits ; ensuite, le souvenir qui reste de leur apparition ne tarde pas à être étouffé bientôt par la venue de systèmes trop incrédules ou trop rigoureux. De là, le peu de respect que l'on a conservé pour les idées de Stoll et de Sydenham touchant les constitutions médicales. Depuis eux, ce chapitre est à peu près resté inculte, ou n'a plus excité que des susceptibilités et des défiances, et Robert Brady pourrait encore, sans trop manquer à la vérité, répéter les plaintes qu'il faisait dans sa lettre à l'Hippocrate anglais.

Il ne serait donc pas inutile de faire de nouvelles recherches dans la voie qu'il a tracée ; des circonstances, encore récentes, l'exigent pour ainsi dire et donnent plus d'intérêt que jamais aux questions d'épidémiologie. Peut-être même serait-il nécessaire qu'une proposition Leverrier fût adressée aux médecins, touchant la modalité des affections morbides dans un temps donné ; il règne assez de rigueur et de sévérité dans nos méthodes d'observation pour en espérer des résultats utiles.

Pour notre part, nous avons eu l'occasion de nous trouver, en 1852, en face d'une constitution médicale, dont l'originalité nous frappa ; nous fûmes surpris aussi et mis en défaut par l'influence d'une cause cachée, dont nous allons essayer de révéler le caractère et l'action sur les maladies de poitrine, maladies dont l'histoire est regardée comme ayant atteint les limites du positivisme.

Là sera surtout, osons-nous croire, l'intérêt de cette relation ; car jusqu'à présent on a résolu par la négative la question posée en ces termes par M. Andral, dans sa clinique :

« Après avoir trop multiplié dans les siècles précédents les espèces de pneumonies, n'est-on pas tombé aujourd'hui dans un excès contraire? faut-il, par exemple, rayer entièrement du cadre nosologique les pneumonies bilieuses ou adynamiques? faut-il rejeter dans tous les cas l'existence d'un état d'inflammation générale qui précède la pneumonie? »

De nos jours, toutes ces pneumonies spéciales, créées par Sydenham, par Stoll, par P. Franck, bien que rappelées quelquefois par des auteurs, occupent à peine une place dans leurs écrits.

M. Valleix, dans son guide du médecin, attache peu d'importance à ces différentes formes, et ne pense pas que ces distinctions, reposant, dit-il, sur des particularités sans valeur, doivent exciter l'intérêt du praticien. Nous croyons, de par les faits, qu'il y a dans cette manière de voir une exagération évidente.

Elle a cependant été la nôtre pendant nos premières années ; nous rencontrions bien parfois des pneumonies adynamiques ou intermittentes dans lesquelles on prescrit avec raison le musc ou le sulfate de quinine, quelquefois l'opium, mais ces exceptions n'étant que le fait de circonstances de mœurs ou de lieu, nous semblaient devoir parfaitement appartenir à leur espèce.

Pourtant un peu plus tard, il nous advint une pneumonie miliaire très-remarquable, et la guérison que la vérité scientifique ne permit pas de dire sienne, nous rendit circonspect et soupçonneux, quelques cas rares aidant.

Enfin, des faits observés pendant les hivers de 1852 et 53 levèrent nos doutes, et nous démontrèrent la vérité de cette proposition, à savoir, que la constitution médicale exerce parfois sur le malade une influence telle, qu'elle modifie non seulement les symptômes généraux de la pneumonie, mais encore ses signes locaux à tel point, que le médecin se trouve quelquefois trompé dans sa sécurité comme dans ses appréhensions.

Entrons dans l'examen des faits :

Obs. I. En février 1852, je suis appelé près d'un homme de 74 ans, d'une constitution sèche; il tousse habituellement et conserve pour son âge assez de vigueur. Il vient d'être pris d'une grande fièvre et d'un point de côté avec respiration difficile, toux fréquente et expectoration colorée en jaune, à droite en arrière matité et souffle tubaire. Rien ni du côté du cœur ni du côté du tube digestif. 10 sangsues, potion stibiée.—La maladie suit sa marche, le délire survient et accompagne un état d'adynamie qui reste comme l'affection dominante. Le malade est couché sur le dos dans un état d'immobilité et d'insouciance qui ne se dément jamais; il survient des urines involontaires; la respiration est très-lente, parfois elle est comme suspendue et arrêtée; le pouls toujours assez dur subit des intermittences prolongées; le côté droit se débarrasse, puis le côté gauche offre à son tour de la matité, du râle crépitant, du souffle; le lendemain, cette matité reparaît à droite pour retourner ensuite à gauche. Pendant 15 jours, le malade se trouve dans un état de gravité très-alarmante, dont il finit par triompher. Le kermès, l'oxide b. d'antimoine, l'huile de ricin, des vésicatoires ont été mis en usage; le temps et la nature ont sans doute fait le reste.

Ce passage du souffle tubaire d'un poumon à l'autre nous a paru très-remarquable; il a déjà été noté dans certaines pneumonies des vieillards, et dernièrement il a été le sujet d'une discussion à la société médicale des hôpitaux de Paris, dans laquelle M. Legroux n'a pas paru disposé à l'admettre; pourtant, je l'ai réellement constaté; il ne signifie pas sans doute ici que la pneumonie se soit écartée des lois ordinaires et ait présenté une forme spéciale ; non , car il n'est pas probablement l'expression d'une hépatisation complète et réelle ; mais il a cela de remarquable qu'il indique un état spécial de l'économie survenue après l'évolution incomplète d'une fluxion de poitrine, franchement inflammatoire au début. Or, quel est cet état spécial ? est-ce un engouement chronique de l'organe pulmonaire tout entier, est-ce un mouvement fluxionnel déterminé vers le poumon, par l'état du sang ? est-ce encore le résultat d'une sorte de sidération du système nerveux, comme semblerait l'annoncer cette suspension momentanée des mouvements respiratoires ? c'est ce que des recherches ultérieures décideront peut-être ; ce signe a déjà excité l'attention et la controverse ; c'est un grand pas fait vers la vérité.

Quelques semaines plus tard , dans le courant du mois de mars , j'eus l'occasion de soigner dans la même localité dix enfants de huit à douze ans, atteints de maladies de poitrine. Les signes physiques sont : matité, souffle tubaire, toux plus ou moins forte ; les signes généraux, stupeur, délire, ballonnement du ventre, fièvre remittente. Ce que je prescris, on ne le fait qu'à-demi, grâce à l'indocilité des petits malades, et cependant, dans le second septenaire, la résolution s'opère avec une rapidité surprenante ; la guérison arrive comme spontanément. Je rapporterai l'observation suivante, écrite au lit d'un de ces enfants :

Obs. II. Le 29 mars je vais voir une jeune fille de onze ans, habituellement bien portante, bien constituée et appartenant à des parents pauvres. On me dit qu'elle s'est plainte depuis 4 jours d'un violent mal de tête accompagné d'épistaxis, et que la veille seulement elle a été obligée de s'aliter. Comme il existe dans le village et autour une épidémie de grippe, les parents la disent atteinte du *règne*.

Faciès inexpressif — peau chaude et sèche — 100 puls. — langue blanchâtre, rapeuse, toux légère, insomnie et agitation — douleur à l'épigastre et sous les fausses côtes — rien à l'auscultation, ventre presque plat et indolore, dans la fosse iliaque droite, large crépitation fine avec gargouillement. Je porte le diagnostic fièvre typhoïde et prescris les pilules de sulfure noir, etc.

Jusqu'au 1er avril, accroissement de la fièvre ; la peau devient plus chaude, la toux augmente, râles muqueux à gauche en arrière, insomnie et agitation nocturne, délire, yeux fixes, brillants et comme hagards ; la mère s'étonne de leur expression ; crépitation dans la fosse iliaque, soif, envies de vomir — constipation — peau sèche, pouls à 110 de force moyenne — purgatif.

2 avril. Constipation opiniâtre — la douleur à l'épigastre a augmenté — égophonie en arrière et à gauche, matité de haut en bas, absence de bruit respiratoire — sangsues — potion kermét.

3. Même état ; vomissements et selles à la suite de la potion ; moins de céphalalgie, grande prostration — nouvelle saignée locale.

5. Plus d'égophonie — bruit respiratoire complet ; il s'y mêle un petit bruit de soupape — plus de gargouillement ni de crépitation iliaque — 90 puls. Pommettes colorées — le biceps brachial tiré entre les doigts comme la corde d'un arc, forme un nœud très-saillant.

L'amélioration va en augmentant jusqu'au 10 ; alors il survient une fièvre intermittente qui cède à quelques prises de sulfate de quinine. La convalescence est très-longue, la faiblesse et la maigreur durent encore deux septenaires.

Ces pleuropneumonies démontrent bien l'existence de la pneumonie catharrale épidémique, cette forme de pneumonie sur laquelle toutes les opinions sont généralement d'accord ; mais où le dissentiment éclate, c'est, à savoir, si elle n'est qu'une affection intercurrente, greffée sur une bronchite catharrale, ou une sorte de diffusion inflammatoire ou bien encore une métastase. Il nous semble que si elle n'était qu'une complication, elle suivrait sa marche ordinaire et ne se résoudrait pas si facilement, comme elle l'a fait chez les sujets précités ; en même temps, elle justifierait par son indépendance l'aphorisme : *duobus doloribus alter alterum obscurat.* Tout porte à croire, au contraire, qu'il faut la regarder comme un *processus* de l'affection générale fébrile, comme l'expression physique de l'empire qu'une influence inconnue, insaisissable, exerce sur l'économie tout entière ; elle est pour ainsi dire comme le *summum* de l'activité de cette influence ; et lorsqu'elle baisse et se retire, la pneumonie aussi disparaît, sans que l'on puisse faire honneur de la victoire aux agents dirigés contre elle seule. Cette cause agit aussi probablement sur le système nerveux et sur la masse humorale ; mais comme c'est par la lésion pulmonaire seule qu'elle frappe nos sens, nous sommes portés à ne nous attacher qu'à celle-ci et à la placer toujours sur le premier plan. Dans l'observation qui précède, elle n'est pas l'affection dominante, elle ne finit pas même par résumer en elle toute la maladie, par l'absorber, l'effacer totalement ; il y a d'abord fièvre, épistaxis, agitation, gargouillement abdominal plusieurs jours, avant la production des signes physiques de l'affection pulmonaire ; puis lorsque celle-ci est résolue, il survient une fièvre intermittente, dernière manifestation de la cause spéciale qui n'avait pas encore cessé d'agir.

Les faits précités justifient l'opinion que Sydenham émet dans son chapitre sur les toux épidémiques de l'an 1675, et l'on pourrait croire que c'est d'eux qu'il disait : « Et, quoique la douleur piquante du côté, la difficulté de respirer, la couleur du sang que l'on tirait et les autres signes ordinaires de la pleurésie semblassent indiquer une pleurésie essentielle, toutefois, la maladie ne demandait d'autre traitement que celui qui convenait à la fièvre de cette constitution, et la méthode de traiter les autres pleurésies n'y convenait nullement, comme on le verra ensuite. »

Suivant sa manière de voir, dans ce cas, il n'y a donc pas inflammation franche, altération idiopathique et spontanée du tissu pulmonaire, mais transport, vers cet organe, d'une sorte d'humeur excrémentielle.

Cette idée, qui, avec les notions actuelles, pourrait paraître une véritable hypothèse, n'est pas aussi dénuée de fondement qu'on le croirait de prime abord.

Si on lit ensuite Huxam, qui admet, lui aussi, les pneumonies symptomatiques, et dont les écrits sur la pneumonie complètent admirablement ceux de Sydenham, on trouve déjà une explication, qui donne à l'hypothèse de ce dernier quelque chose de palpable ; il compare ce transport humoral à l'extravasion séreuse qui se forme dans le poumon des chlorotiques ; or, de nos jours, des travaux très-sérieux ont admis de semblables lésions, produites par différentes causes, et les ont franchement séparées de la fluxion de poitrine type ; il y a donc, dans ces idées, il est permis de le croire, une vérité qui se dégagera peut-être bientôt des obscurités qui la renferment.

Depuis que l'auscultation a une si grande part dans la diagnostie et dans le traitement de la fluxion de poitrine, nous semblons ne plus devoir ajouter foi à tout ce que les anciens ont écrit et assuré touchant cette maladie ; et si, dans leurs écrits, il y a quelque chose qui choque nos croyances actuelles, nous avons l'air de douter et de nous demander : était-ce bien une pneumonie ? Certes, les anciens diagnostiquaient fort bien cette maladie ; le terme même par lequel ils la désignaient, porte en lui quelque chose de très-expressif ; en effet, la pneumonie est accompagnée d'un cortège de symptômes généraux qui fixent particulièrement l'attention, et ont une grande valeur ; parfois même ils priment tous les autres : voilà pourquoi de vieux médecins la diagnostiquent encore fort bien aujourd'hui, malgré leur ignorance des phénomènes d'auscultation ; seulement, ils ont le tort de la voir quelquefois où elle n'est pas. Notre tort, à nous, jeunes médecins, c'est d'avoir trop localisé la fluxion de poitrine, en la confinant dans les seuls phénomènes physiques ; pour nous, la fluxion de poitrine, c'est de la matité, du râle crépitant et du souffle ; nous n'allons pas au-delà ; ces trois signes attirent seuls notre attention et notre sollicitude. Aussi, le traitement que nous employons se ressent-il de cet exclusivisme ; les saignées, l'émétique, les vésicatoires, tel est le cercle où s'agitent nos moyens d'action ; et si nous avons plus de positivisme que les anciens, nous savons moins bien employer nos ressources et les varier.

Lorsqu'on parcourt les dissertations de Huxam, on est frappé de l'application savante et fertile qu'il faisait des principes généraux, et de la manière heureuse avec laquelle il sait tenir compte de l'ensemble des symptômes, de la physionomie propre aux différents cas ; la variété des traits, telle est sa préoccupation constante, préoccupation que l'on retrouve aussi bien souvent chez les auteurs les plus anciens ; mais, déjà, on revient à ces idées, les voies rétrécies s'élargissent, et l'on trouve dans le résumé de la clinique de M. le prof. Schutzenberg, de Strasbourg, des considérations très-importantes sur le traitement des maladies de poitrine, d'après la nature de l'expectoration : espérons qu'elles resteront acquises à la science et à la pratique.

Il faut avouer aussi que les maladies de poitrine demandent une thérapeutique très-variée, car elles offrent une réunion d'éléments anatomo-physiologiques qui ont chacun des exigences à satisfaire : tissu cellulaire, tissu vasculaire et vésiculaire, muqueuses, rétrécissement ou dilatation des bronches, diffluence ou plasticité de leur sécrétion, voisinage du cœur, tubercules ou état nerveux spécial : tels sont les divers états dont il s'agit d'apprécier l'importance au chevet de chaque malade. Les progrès de la science ne simplifient pas toujours le traitement des maladies, au contraire, en jetant plus de clarté sur les objets, ils exigent souvent une analyse des faits plus rigoureuse et plus difficile.

C'était sans doute pour protester contre notre exclusivisme que l'on prônait naguère, avec tant d'assurance, le traitement de la pneumonie par les seules tisannes délayantes et la diète.

Pour en revenir aux cas précités, j'ajouterai l'explication suivante, que je me faisais de la constitution médicale :

Le pays est généralement plat, avec des inclinaisons plus ou moins étendues, le vent y courait sans résistance dans les mois d'avril et de mai ; les vents d'est, très-secs et violents, ont du matin au soir râpé la surface du sol, rendu meuble et friable par les cultures printanières ; de sorte que des flots de poussière roulèrent pendant des semaines sur toutes les plaines et les blanchirent. L'atmosphère en fut saturée, et comme il y a peu de cours d'eau, quelques ruisseaux très-faibles ou des étangs au sein des bois, source de miasmes paludéens, il n'y eut rien pour corriger sa densité, sa sécheresse ; de là des éléments de la respiration trop excitants, des interruptions dans les fonctions de la peau, et en définitive, une surexcitation factice qui a fait place ensuite à une détente, cause de l'adynamie et de l'ataxie.

Les villages exposés et ouverts dans toute l'étendue aux vents d'est et du nord ont compté le plus de malades ; ceux qui s'appuient sur des collines ou s'élèvent sur des hauteurs, n'en ont presque pas eu.

Rapporterai-je à la même influence la pneumonie bilieuse dont l'observation suit ?

Obs. III. Un homme de 68 ans, n'ayant jamais été malade, fort, actif, assez impressionnable me fait appeler le 28 juin vers les 10 heures du matin ; il venait d'éprouver, après un déjeuner d'amis, une douleur de côté, sous la région du cœur, très-vive et déchirante ; des vomissements et des frissons étaient survenus. A mon arrivée, il commençait de se rechauffer, se disait mieux, et ne présentait plus qu'un visage animé, des yeux brillants, le pouls très-fort et rapide. Ne trouvant rien ni dans le cœur ni dans la cavité des poumons, je crus avoir affaire à une névralgie comme j'en rencontrais beaucoup depuis quelque temps, et je ne prescrivis qu'un sinapisme *loco dolente* et des boissons pectorales tièdes. Le soir, le point de côté avait presque disparu, le patient était satisfait ; seulement le pouls, après 3 à 4 pulsations, se suspendait pendant un intervalle de temps assez notable.

29. Cessation complète du point de côté — parfois des nausées, absence de toux et de crachats, respiration haute et comme difficile ; langue blanche et humide — pas de soif — ventre plat, indolore, sans gargouillement ni crépitation — bruits du cœur normaux — respiration bonne dans toute la totalité du poumon droit — matité en arrière à gauche, dans les deux tiers inférieurs, égophonie légère, quelques râles sous crépitants lointains, bruit respiratoire faible — peau médiocrement chaude — pouls intermittent, fort, développé, urines épaisses, très-foncées en couleur — looch — tisanne pectorale, saignée 12 onces. (Précip. par l'acide nitrique.)

30. Le malade dit se trouver bien — ne tousse et crache que quelques mucosités blanches, épaisses; la respiration paraît toujours à l'œil lourde et pénible — pas de soif, refus des boissons — le pouls bat deux fois, puis reprend un silence assez long — les forces sont conservées, le malade se lève avec vigueur et demande à se lever — diminution de la matité — râles crépitants sous l'angle de l'omoplate, moins d'égophonie — vésicatoire sur la poitrine — potion kerm. : 0,25 — lavement purgatif.

1er Juillet. A mal pris sa potion — même état — conjonctives un peu jaunes, visage rouge, animé, langue rouge, sèche et ridée — peau chaude, un peu jaunâtre. L'amélioration du poumon ne continue pas — à l'auscultation il faut pour percevoir du souffle ou du râle faire tousser le patient — crachats muqueux, rares — un peu de toux — pouls le même — Potion avec l'huile de ricin — entretenir le vésic.

2. La matité augmente — râles sous crépitants surtout vers le tiers moyen; rien en avant ni à droite — ni frottement ni souffle dans les bruits du cœur — bronchophonie — peau comme safranée, sèche, médiocrement chaude; — expression de tristesse et de chagrin — a eu 3 selles copieuses — urines brunâtres, peu abondantes — 2 crachats d'un vert porracé, adhérents au vase — aucune douleur dans la région du foie, il ne déborde pas les côtes; la main en plongeant dessous ne provoque aucun malaise — rien à l'épigastre, ni vomissements ni coliques; 12 sangsues — potion avec 4,0 ox. ou blanc d'antimoine. Le soir je pratique une saignée de 400,0 caillot volumineux portant son poids, couenne épaisse, retroussée sur les bords, d'une couleur jaune abricot.

3. Crachats vert tendre et vert porracé, transparents gélatiniformes, très-adhérents — expectoration plus facile, le pouls s'accélère, langue plus chargée, sèche et ridée; le ventre s'élève, résonne à la percussion; le malade s'agite, s'inquiète, visage amaigri, yeux chassieux, nouvelle saignée de 400,0 — couenne couleur de safran, urines médiocres, brunes, rougeâtres.

4. Même état, souffle tubaire vers l'angle de l'omoplate, large vésicatoire en arrière — 0,50 kermès minéral; le pouls s'accélère et l'intermittence ne revient plus qu'après 4 ou 5 pulsations.

5. Nuit agitée — expectoration difficile — pouls revenu à son rythme précédent — les matières du vésicatoire tachent en jaune, souffle tubaire plus étendu encore; croutes sèches et noirâtres sur les lèvres et dans les fosses nasales de la largeur d'une lentille — langue chargée d'un enduit crouteux, paresseuse à sortir de la bouche, moins d'assurance dans le lever — crachats d'un vert très-foncé, épais, inodores, présentant dans un endroit une coloration rose sale — quelques râles obscurs à la base du poumon droit — expectoration diffi-cile, râles bronchiques; le malade se désole, s'agite; il a encore pu faire le tour de sa chambre sans appui; son pouls s'est ralenti, 48 fois par minute; quelques pulsations laissent à leur suite comme une répercussion imperceptible — kermès — oxy. scill.

6. A ma visite, le patient m'assure de sa guérison, il divague pendant quelque temps, après quoi il retombe dans l'indifférence et le silence; il a été agité toute la nuit et a refusé de boire — le pouls est un peu plus fréquent, irrégulier, le visage rouge, les yeux toujours animés, la peau moins jaune, mais sèche, langue rouge et collante — pas d'expectoration — parfois une toux grasse, les ins-pirations soulèvent moins fortement la poitrine — hoquet — souffle tubaire — mêlé par petites places d'un râle très-fin — râles crépi-tants ordinaires sur le côté — bronchophonie. Je prescris sulfate de quinine 0,41 — kermès 1,0, quelques cuillerées de bouillon, eau vineuse.

Le soir un semblant d'amélioration, les râles crépitants occupent plus de surface — quatre crachats d'un vert clair pareils à de la colle, urines fréquentes et plus abondantes, un peu de hoquet; le pouls se régularise.

7. Nuit assez tranquille, même traitement, même état, crachats n'étant plus que faiblement colorés en vert — j'espère encore; le soir le délire reparaît, 90 puls. avec 3 ou 4 intermittences, respiration faible, hoquet très-fréquent — mort le lendemain dès le matin.

Il est difficile de rencontrer, sur le même malade, une réunion de symptômes aussi étranges, aussi remar-quables; et si une pneumonie mérite d'être appelée bi-lieuse, c'est assurément celle-ci; on doit regretter que l'anatomie pathologique n'ait pu nous révéler la cause de tous ces désordres.

Cet état bilieux, qui s'est présenté dès le troisième jour, n'a pas encore été bien expliqué par les auteurs ; est-il le résultat d'un ictère symptomatique analogue à celui qu'occasionne une violente émotion, un accès de colère ou de frayeur, par exemple, ou la vue d'un péril imminent ? d'un autre côté, les travaux récents des phisiologistes tendraient à le relier à la synergie de fonctions qui existe entre le poumon et le foie. Dans le cas qui précède, on ne peut arguer d'une irritation par contiguïté de tissus, puisque le poumon gauche seul est atteint ; de même, on ne peut croire à l'existence d'une hépatite, les signes qui l'annoncent ont été négatifs, l'ypocondre droit, ni développé ni douloureux, n'offrait pas à la pression une résistance plus grande que le gauche.

Quoi qu'il en soit, on peut admettre que la présence de la bile dans les tissus et dans le torrent circulatoire soit une complication, un *impedimentum* à un mouvement critique, à une coction, à une solution favorable, enfin ; et dans le cas qui précède, en augmentant les matériaux du sang, elle a peut-être été la cause des accidents qui ont surtout signalé les derniers jours de la maladie ; ce ne serait même pas trop présumer que de lui attribuer le dérangement du pouls presque toujours ralenti pendant la jaunisse, à moins qu'on ne veuille supposer une péricardite latente, ou la présence, dans le cœur, de caillots sanguins.

La lésion pulmonaire n'est pas elle-même sans intérêt, elle n'a jamais annoncé la présence de ce râle crépitant type, qui accompagne presque toujours le souffle dans la pneumonie franche , qui s'étend , diminue ou s'altère , en indiquant si bien la marche du mouvement fluxionnaire; la pneumonie semble s'être confinée dans la partie postérieure du lobe moyen, comme frappée d'induration, et les signes stéthoscopiques, bornés à la bronchophonie et à l'éloignement de la voix n'ont jamais annoncé une extension de la maladie aux autres lobes, ni même à la partie antérieure; il est à présumer qu'une gravité foudroyante s'est établie là dès les premiers jours; l'expectoration grise nous ayant manqué, rien n'indique bien clairement que le malade eût été victime de sa pneumonie plutôt que des accidents généraux qui l'accompagnaient. J'insiste sur ces détails , car il n'est pas inutile de faire quelquefois de l'anatomie pathologique par induction; c'est par elle en effet que nous savons prévoir. Il ne serait pas inutile non plus de se demander si cette oscillation dans la marche de la maladie, ces apparences de mieux, qui ont peut-être provoqué l'administration du sulfate de quinine, n'étaient pas le signe d'une de ces fièvres larvées pour lesquelles Torti et nos prédécesseurs avaient tant d'attention , fièvre larvée que des idées préconçues ou plutôt un respect exagéré pour le génie phlegmasique ne m'ont pas permis de deviner. Quoi qu'il en soit, la remittence n'est pas aussi rarement qu'on le pense, la compagne des fluxions de poitrine, elle peut même les provoquer, et si elle ne dépend pas d'une intoxication paludéenne, elle peut fort bien résulter des progrès qu'un agent infectieux exerce sur l'organisme, comme cela s'observe dans la fièvre typhoïde, et à certaines périodes de la phtisie et du cancer.

Maintenant ce qui complète tout l'intérêt de cette obscrvation , c'est l'étude du traitement suivi ou à suivre.

Les saignées n'ont modifié en rien l'état des urines ni la coloration de la peau , ce qui confirme cette assertion de M. Martin Solon : « Lorsque les symptômes d'une hépatite et d'une pneumonie se trouvent réunis , la faculté qu'avait le serum de diminuer en vert par la réaction nitrique , diminue à chaque émission sanguine. Il n'en est pas de même , lorsqu'au lieu d'être inflammatoire , l'affection biliaire consiste dans une simple modification sécrétoire dont l'influence , sans changer la symptomatologie de la pneumonie sous le rapport de l'auscultation et de la percussion , donne à l'état général et à la maladie thoracique un cachet particulier ; alors la pneumonie résiste aux antiphlogistiques et cède avec facilité aux évacuants. »

Chez notre malade , les saignées faites abondamment, le quatrième et le cinquième jour , n'ont amené aucun avantage ; peut-être ont-elles précipité, au contraire , l'état d'ataxoadynamie ; d'un autre côté , malgré l'assurance de l'éminent praticien , nous n'avons pas eu confiance dans l'efficacité des évacuants ; ils ne nous paraissaient pas doués d'assez d'énergie en face de la gravité du cas.

Il fallait insister peut-être sur l'emploi du tartre stibié ; mais le kermès nous a montré ce que nous pouvions attendre de ces deux agents. Pourtant il n'est pas avéré qu'ils aient tous les deux le même mode d'action, et la guérison qu'ils produisent ne dérive pas toujours du controstimulisme ; quelquefois le tartre stibié arrête l'expectoration et produit du mal , quelquefois les excrétions abondantes qu'il amène sont extrêmement efficaces, quelquefois enfin on voit le kermès mis à sa place rétablir l'équilibre et arrêter la dépression effrayante qu'il avait amenée. Le kermès nous semble, en un mot, un remède échauffant, témoin l'activité qu'il imprime aux fonctions bronchiques; aussi Huxam a-t-il raison de dire : « Il produit sans doute de bons effets dans les fièvres catharrales et dans les péripneumonies pituiteuses ; mais il est très-dangereux de le donner dans les péripneumonies inflammatoires avant de saigner, et il n'y a qu'un empirique qui puisse le faire. »

On trouve des autorités assez imposantes pour le contredire encore aujourd'hui ; mais que prouvent ces contradictions, sinon qu'une médication n'est pas toujours directe, qu'elle est encore parfois indirecte, et qu'elle produit, comme l'a démontré M. le professeur Forget, ses effets par des voies détournées, à notre insu, nous donnant raison sans nous donner le droit de nous glorifier de la justesse de notre vue ? Un jour, il faut l'espérer, la science des indications, devenue moins obscure, fera taire les dissentiments.

On ne peut nier que ces pneumonies, qui depuis le mois de mars jusqu'au mois de juillet, m'ont passé sous les yeux, ne relèvent d'une cause spéciale identique, l'état de la constitution médicale ; c'est donc à celle-ci qu'elles doivent ce caractère d'étrangeté et d'anomalie que l'on ne peut attribuer à aucune circonstance de mœurs ou de lieux.

L'hiver suivant les pneumonies furent aussi très-fréquentes et les anomalies reparurent avec elles, mais pourtant avec des caractères différents ; autant il y avait eu précédemment, dans les organismes malades, de tension, d'éréthisme, autant ils présentèrent, sur cette seconde scène, de mollesse, de laisser-aller, de quiétude trompeuse. La plupart furent adynamiques ; la fièvre typhoïde faisait en même temps de fréquentes apparitions, et deux fois je la vis se substituer à des fluxions de poitrine franches, vers le 2e septenaire, et emmener les malades. Cette influence des maladies épidémiques sur les affections qui apparaissent à l'état simple et sporadique, mérite d'être signalée en passant. M. Monneret, dans son *compendium*, a décrit, d'une manière complète, les pneumonies typhoïdes et adynamiques ; nous y avons trouvé tous les détails observés au lit de nos malades ; mais l'éminent écrivain n'a-t-il pas fait une trop large part à l'étiologie, et ses convictions sur cette variété d'affections ne paraissent-elles pas affaiblies, lorsqu'il s'agit du traitement ? c'est un doute que nous croyons nécessaire d'émettre.

Ce genre de pneumonie étant très-fréquent, je le passerai sous silence pour parler d'une variété que l'on n'admet pas encore, et que l'on ne trouve plus décrite dans les auteurs modernes, je veux dire la pneumonie rhumatismale.

Obs. IV. Une femme de 45 ans, de taille moyenne, d'assez bonne constitution, n'ayant jamais été malade, se refroidit pendant une marche assez longue par un temps pluvieux ; trois jours après, elle se livre dans son ménage à des travaux de lessivage et de panification ; tout-à-coup, frissons intenses, malaise, défaillances répétées ; un curé lui fait faire une saignée de 400 gr., puis une autre de 250 gr. deux heures plus tard — syncope consécutive après laquelle elle croit se trouver mieux ; pourtant, le 28 octobre, elle me fait appeler : visage rouge, langue très-sale, peu de soif, pas de vomissement, ventre plat, indolore, ni coliques, ni diarrhée, urines presque claires, céphalalgie, douleurs insupportables dans les membres, dans l'épaule droite surtout et dans toute l'étendue de la région mammaire du même côté — toux sèche, saccadée par quintes très-fatigantes — expectoration nulle — respiration presque libre, pouls à 104, irrégulier et précipité, sans résistance — grande faiblesse, abattement, lypothymie; tristesse, bruits du cœur naturels, respiration assez nette partout, excepté sous l'angle de l'omoplate droite où je trouve un peu de bronchophonie et de submatité — nouvelle saignée de 250,0 — taches de couenne — potion stibiée à 0,25, etc.

29. Douleurs générales moindres; ni la potion ni les tisannes n'ont pu être supportées, l'état général de tristesse et d'accablement persiste.

Jusqu'au 1er novembre la malade reste à peu-près dans la même situation (kermès : vésicatoire), elle est toujours sujette à de fréquentes syncopes, puis survient une éruption de miliaire qui amène une amélioration subite et finalement la guérison.

On remarquera, parmi les signes physiques de l'affection pulmonaire, l'absence de l'expectoration, ce pouls irrégulier, petit et précipité, cette saignée peu couenneuse, les urines limpides, et ce simple noyau donnant de la bronchophonie et de la matité sous l'omoplate, sans râles crépitants, et n'expliquant pas par lui seul tous ces symptômes, telles que douleurs violentes dans les membres, tristesse et lypothymies incessantes chez un sujet habituellement vigoureux. Les saignées ne produisent pas d'amendement, la potion stibiée inspire un dégoût insurmontable, et pendant l'usage du kermès, il survient une miliaire qui juge la maladie.

Le traitement a certes été celui que l'on emploie généralement dans tous les pays contre la pneumonie; mais cette lésion pulmonaire méritait-elle bien de fixer l'attention? ces lypotimies, ces douleurs si violentes des parois thoraciques n'étaient-elles pas plutôt le fond de la maladie? Quelques stimulants internes et externes, la production

de sueurs abondantes eussent pu faire ce que l'éruption
miliaire a très-heureusement produit ; c'était dans ce
sens qu'il fallait agir ; dans ce cas, la fluxion de poitrine s'écarte donc de la règle générale, autant par le
traitement qui lui convenait, que par les symptômes
généraux et locaux qui l'ont accompagnée.

Franck cite une péripneumonie jugée par un exan-
thème pustuleux. Suivant lui, cette maladie peut tenir
au transport d'un principe rhumatismal morbilleux,
variolique, etc.

Dans la clinique de M. Andral on trouve pareillement
un cas de pneumonie disparaissant à mesure qu'une variole s'établit, une autre succédant à des douleurs rhumatismales.

Dans ces cas, comme dans le précédent, la pneumonie est-elle simplement concomittante ou accompagnée
d'épiphénomènes, ou bien les douleurs rhumatismales
et la miliaire ne pouvaient-elles pas dériver d'un état
général, qui a fait naître la pneumonie ? Sait-on en définitive ce qu'est la pneumonie et d'où elle vient ? ne
réside-t-elle pas dans l'ensemble de l'organisme, et le
poumon n'est-il pas seulement le siège de sa manifestation ?

Voici un fait qui viendrait à l'appui de cette manière
de voir :

J'allai voir, le 6 octobre 1855, un vieillard de 78 ans, malade
depuis deux jours ; le 4 il se sentait déjà tout mal disposé et comme
refroidi, le 5 il alla dans une prairie, voir les faiseurs de regain, puis
le soir on le trouve étendu au milieu de ses chevaux, ne pouvant se
mouvoir, et comme frappé d'une paralysie générale. En le relevant,
il eut des selles involontaires, qui ne cessèrent qu'au lendemain matin.

Je le trouvai le visage animé, mais abattu, et les traits tirés, la langue sèche et chargée, ni soif ni envie de vomir, ventre souple, indolore, respiration pénible, lente et courte ; il fait des crachats qui, dit-il, sont comme de la poix et que je trouve safranés ; à l'auscultation, matité en arrière dans la moitié inférieure du poumon droit, râles crépitants fins, bronchophonie commençante, peau chaude et sèche, pouls petit, sans force à 90.

Bourache miellée, — café noir par petites cuillerées, — frictions sur les jambes avec de l'eau sinapisée, et chaque deux heures une cuillerée à soupe d'un julep avec 2,0 d'ipecacuahna.

Le surlendemain, je trouvai moins de prostration, les râles crépitants et les crachats colorés n'existaient plus, la respiration restait seulement rude, le malade désirait de manger.

Je me demandai si tout cet ensemble de symptômes, tels que paralysie générale, selles involontaires, toux et crachats caractéristiques ne tenaient pas à une cause spéciale, qui avait frappé l'économie tout entière, laissant seulement sur l'organe respiratoire une action plus durable, un retentissement prolongé ; car l'affection pulmonaire ne pouvait pas être la cause unique de tout ce désordre.

Considérée de cette manière, cette pneumonie justifiait bien l'opinion de ceux qui croient ou ont cru que la pneumonie n'est qu'un effet d'une cause cachée, une localisation d'une spécialité morbide encore inconnue.

Et en effet, il est bien rare qu'une inflammation franche, sorte de son lieu d'élection, pour produire ailleurs, seulement par sympathie, des désordres secondaires aussi marqués que ceux que je rapporte ; le phlegmon, la pleurésie, la péritonite même, éclatent par des symptômes formidables quelquefois, mais qui ne s'écartent jamais du domaine de l'organe affecté ; tandis que, dans le cas précédent, le système nerveux est comme sidéré, puis il survient des déjections alvines, involontaires, comme dans certains empoisonnements miasmatiques, et finalement on trouve une pneumonie qui retrocède le 5ᵉ jour et disparait, sans que la médication puisse bien légitimement s'attribuer la guérison. Nous ne voulons pas dire, par ce qui précède, que la pneumonie n'a pas d'existence propre par elle-même et qu'elle n'est qu'une conséquence ; nous rapportons une observation qui nous parait intéressante en y rattachant quelques commentaires, mais Dieu nous garde d'être sur ce chapitre accusé d'hérésie.

Nous ne serions pourtant pas les seuls à penser de cette manière ; déjà des opinions moins exclusives sur ce sujet se manifestent dans la presse médicale. M. Marotte emploie souvent l'expression de fièvre péripneumonique, M. Latour s'écrie que rien n'est moins démontré que ce qu'est la pneumonie, et M. le professeur Trousseau décrivait dernièrement avec son éloquence séduisante une pneumonie rhumatismale.

Tout n'est pas dit en effet sur la fluxion de poitrine ; et ceux qui savent combien le chapitre des maladies chroniques du poumon renferme encore de problèmes à résoudre, absoudront facilement ces doutes. Est-il donc si facile de provoquer une pneumonie? un coup d'épée dans l'abdomen fera éclater, à coup sûr, une péritonite plus ou moins grave, mais la même violence sur le thorax n'aboutira le plus souvent qu'à l'hémorrhagie pulmonaire. Bien plus, on voit tous les jours un foyer phlegmasique s'établir sur un point quelconque du poumon, et y persister sans sortir de ces limites, sans faire naître une pneumonie. Il faut donc à celle-ci des conditions spéciales pour son élaboration, un terrain préparé où elle puisse germer et grandir ; là est la question.

Refusera-t-on aux deux observations qui suivent le nom de pneumonie miliaire ?

Obs. V. Un jeune collégien de 15 ans, sanguin, lymphatique, se trouvait chez ses parents aux vacances de pâques. Le 1ᵉʳ avril il prit, toute la journée, du plaisir à sauter dans une grange et à se glisser d'un tas de paille à l'autre; le lendemain, céphalalgie, fatigue, anorexie, nuit mauvaise; le surlendemain, frissons assez intenses, vomissements de bile foncée; — je le vois à **7** heures du soir; je le trouve couché sur le côté droit, le corps un peu penché en avant; la poitrine paraît gênée et comme se mouvoir avec peine, il se plaint d'une barre qui l'oppresse — céphalalgie, toux sèche et fréquente, soif grande, sueurs profuses, visage pâle, délire — langue blanche, pouls petit sans dureté, 100; bruit du cœur naturel, ventre plat, indolore, respiration puérile dans toute l'étendue de la cage thoracique, aucun râle; *Prescriptions :* boissons chaudes.

4 avril. Mauvaise nuit, délire, agitation, sueurs; vomissements de 1500 g. environ d'un liquide verdâtre; il dit se trouver mieux et avoir moins d'affaiblissement, respiration plus libre, crachats d'un rose sale et d'un vert clair, respiration normale en arrière, puérile en avant, un peu de gargouillement dans la fosse iliaque droite, douleur à la pression sous le rebord costal du même côté — sueurs abondantes — pouls à 100, rempli, assez dur, ondulant — saignée de 9 onces, couenne, 10 sangsues.

5. Nuit meilleure : crachats roses, respiration toujours puérile en avant et à droite, assoupissement comateux — 90 pulsations.

6. Je constate le soir du souffle tubaire au sommet en arrière et en avant; crachats sucre d'orge — potion stibiée.

7. Douleurs de côté et dans la fosse iliaque droite — matité et souffle tubaire laissant passer le bruit respiratoire — expectoration moindre — 10 sangs. — potion stibiée.

Le 15. Léger épanchement pleural; en même temps toute la surface du flanc droit est couverte de sudamina et de petites vésicules transparentes, perlées, dont quelques-unes rouges sur les avant-bras. Le souffle tubaire est insensiblement disparu, d'arrière en avant, en laissant passage au bruit respiratoire qui l'a remplacé sans qu'il se produise jamais un seul râle crépitant.

Pierre Franck fait une description de péripneumonie nerveuse qui a une certaine analogie avec la pneumonie miliaire. Elle débute, dit-il, avec une prostration extrême des forces ; face pâle et triste, morosité, frayeurs, grande oppression et anxiété ; toux fréquente, laborieuse, sèche, pouls petit, vite, inégal, très-variable ; lypothymies, vomissements bilieux, herbacés ; insomnie continuelle ou assoupissement comateux ; urines troubles, noirâtres, sanguinolentes, semblables à de la lessive ; sueurs visqueuses, abondantes, éruption miliaire, herpès, etc.

L'observation qui précède et celle qui va suivre semblent résumer l'ensemble de ces symptômes.

Obs. VI. Le 7 avril, un oncle de ce jeune homme me fait appeler : c'est un homme de quarante-quatre ans, grand, coloré, assez robuste, toujours bien portant, mais se plaignant depuis longtemps de mélancolie, de tristesse intime. Il a été très-ému à la vue de son neveu malade et en délire ; il n'a pu continuer ses travaux de labour, il s'est alité et se plaint d'avoir passé une très-mauvaise nuit.

Abattement, mal dans les membres et dans les reins, oppression, visage rouge, yeux animés, langue humide et jaunâtre — peu de soif — ni nausées ni vomissements — toux légère — quelques crachats blancs, bruit respiratoire naturel, souffle au premier temps du cœur, ventre indolent — pas de selles, sueurs modérées — pouls à 90, assez large et rempli — saignée, chiendent, diète, sang non couenneux.

9 avril. Se trouve un peu soulagé, seulement il éprouve un sentiment de douleur à l'épigastre — rien à l'auscultation — 12 sangsues sous le sternum.

10. Se plaint d'avoir été refroidi par les sangsues, il a éprouvé un accès de fièvre, il tousse et crache un peu plus ; la plus grande

attention ne peut me faire découvrir aucun phénomène stéthosco-
pique ; on me présente des crachats rouillés, sucre d'orge, adhérents
au vase, urines rougeâtres, troubles, 90 pulsations ni dures ni
larges — potion stibiée.

11. Le lendemain une éruption miliaire apparaît sur les bras et
le cou — constipation — la potion a été tolérée d'emblée — lave-
ments purgatifs — potion stibiée.

12. Après s'être trouvé assez bien la nuit, il éprouve tout-à-coup
vers 10 heures du matin, un redoublement de fièvre, un malaise
inexplicable dans la région sternale ; il pressent sa fin prochaine, fait
ses adieux à sa famille et succombe à 1 heure du soir.

Un sang noir, fétide, s'échappe de la bouche et des narines ; la
peau paraît couverte sur toute sa surface d'une éruption de miliaire
rouge et fine.

C'est le même jour que je cherchai et trouvai, sur le
malade de l'observation V, l'éruption miliaire que j'ai
notée.

Dès ce moment, je m'expliquai mon insuccès, et les
doutes qui m'avaient traversé l'esprit presqu'à mon insu,
trouvèrent leur justification.

Je compris que l'organicien le mieux exercé, peut
quelquefois, malgré les investigations physiques les plus
exactes, se trouver en défaut, s'il ne sort pas de l'étude
des solides, et qu'il est obligé, pour ne rien laisser passer, d'aller au-delà, et de voir si les maladies qu'il traite
ne sont pas sous la domination d'un principe particulier,
secret, qui constitue parfois ce *quid divinum* des anciens.

Dans ce cas, il est clair que c'est principalement à la
physionomie spéciale, étrange de la maladie, que doivent s'adresser les moyens d'agir ; car les lésions orga-
niques ne sont alors que d'une importance secondaire,
et seules, elles ne suffisent pas pour faire deviner le
caractère du génie épidémique ; or, chez le dernier

malade, il est évident que je m'en suis trop rapporté à la signification de ces lésions.

Mais, dans ces deux cas, l'éruption ne fut pas le seul signe de la parenté et de l'anomalie qui les rapprochaient ; leur cause ne tarda pas à être mise en évidence, et à les expliquer. En effet, une influence épidémique se fit sentir quelques jours après sur d'autres individus, avec cela de particulier, qu'elle ne sortit pas du cercle de la famille qu'elle frappa. Six nouveaux malades présentèrent les symptômes de la fièvre miliaire ; deux eurent des sueurs sans éruption, un troisième des sueurs avec contriction intolérable du pharynx, un quatrième des anxiétés précordiales, des douleurs épigastriques qui, dans tout autre moment, eussent pu me donner bien de l'embarras, l'éruption faisant défaut. Un autre présenta les apparences d'une fluxion de poitrine, et un dernier, homme fort et vigoureux, eut, en même temps qu'une éruption et des sueurs intenses, des congestions tour-à-tour céphaliques ou pulmonaires, contre lesquels l'ipeca et le sulfate de quinine firent merveille.

C'est donc en rattachant ces huit maladies les unes aux autres, en en faisant un seul groupe, que l'on peut donner à ces deux dernières observations de pneumonie leur valeur légitime, leur véritable signification ; isolées, elles n'eussent pas révélé la même importance : aussi n'est-il pas étonnant que l'on nie quelquefois des cas semblables, lorsqu'ils ne sont pas accompagnés des circonstances qui peuvent dévoiler leur origine. Certes, il n'a manqué aucun des signes par lesquels P. Franck caractérise la péripneumonie nerveuse : lypothymies, face pâle et triste, vomissements herbacés, sueurs pro-

fuses, morosité, douleur épigastrique, éruption miliaire, etc. ; tous ces symptômes anormaux d'une fluxion
de poitrine, je les ai eus sous les yeux, et pourtant ils
ne m'ont paru que comme des épiphénomènes dus à une
disposition spéciale de l'économie. Ce qui prouve qu'il y
a un danger réel à confiner toujours la pneumonie simplement dans une lésion de tissu, dans le plus ou moins
de râle crépitant, dans le plus ou moins de souffle que
l'oreille rencontre ; il y a danger à ne pas croire que
cette maladie puisse quelquefois se rattacher à un élé-
ment caché, et n'être qu'un effet matérialisé d'une cause
occulte, sans cesse agissante.

Et, en effet, si j'eusse été moins organicien près du
dernier malade, si j'eusse moins matérialisé des phénomènes qui dérivaient d'une influence pernicieuse encore inconnue, je ne serais peut-être pas tombé dans
l'impuissance, me fiant à des agents habituellement
vainqueurs.

Le positivisme m'a égaré en m'inspirant une sécurité
trompeuse ; ainsi, d'abord, l'état général fébrile, avec
affaissement, mélancolie, se résume, pour moi, en un
souffle au premier bruit du cœur ; puis les crachats rouillés et la toux qui étaient réellement le produit d'une in-
fection générale, ne m'annoncent qu'une pneumonie légère, dont la terminaison fatale m'explique trop tard la
nature maligne.

Ces anomalies ne trouvent-elles pas leur explication
dans ce passage du beau traité de pathologie de M. Gin-
trac ?

« Quelque ressemblance qu'il y ait entre une maladie
qui demeure sporadique et celle qui se propage épidé-
miquement, un observateur attentif y découvrira tou-

jours des différences notables, soit quant à l'intensité....,
soit quant aux formes spéciales, aux modes particuliers
qu'elle affecte.... Ce n'est pas seulement par les phénomènes dont elle s'accompagne, par la physionomie
qu'elle revêt, que cette maladie offre quelque chose de
caractéristique, c'est aussi par la nature du traitement
auquel elle cède. »

Eh bien ! si l'on recherche attentivement dans toutes
les observations que j'ai citées, on trouvera non seulement que la maladie a affecté une modalité spéciale,
mais encore que la lésion organique qui la constitue
s'est présentée sous un aspect inaccoutumé, en dehors
de la règle, si je puis m'exprimer ainsi. C'est d'abord
le souffle ambulant dans l'observation I; le noyau
d'hépatisation de l'observation IV, ne paraissant pas
être la cause des phénomènes généraux, et qui disparaît
sans les râles crépitants de retour. C'est cette respiration puérile de l'obs. V, occupant le premier jour toute
l'étendue des deux poumons, et remplaçant partout le
râle crépitant que M. Grisolle dit ne devoir presque jamais manquer. C'est enfin cette absence de signes stéthoscopiques chez le dernier malade, absence de signes
qui doit faire présumer que la pneumonie n'occupait que
des noyaux isolés et très-restreints, et se trouvait
comme disséminée, ainsi qu'on l'observe dans les pneumonies morbilleuses. Cette irrégularité dans les phénomènes auscultatoires me paraît très-remarquable; pré-
venu, je l'eusse peut-être constatée d'une manière plus
complète; mais telle que je la présente, elle méritera
encore, je l'espère, l'attention des pathologistes et des
praticiens.

Tous ces faits, je les ai rapportés, en restant de toutes

mes forces observateur fidèle de la vérité ; je n'ai été amené à cette croyance à des pneumonies spéciales , ni par l'esprit de doctrine , ni par l'amour de la nouveauté ; mais de 1851 à 1855 il a régné , dans certaines maladies dont j'ai été témoin , une manière d'être si nettement accentuée , si irrégulière , et que sept ans auparavant je n'avais jamais vue , qu'il m'a bien fallu , malgré mes opinions scolastiques , m'incliner devant l'évidence.

On remarquera en même temps que ces faits ne sont nullement en dehors des lois générales de la pathologie ; les maladies épidémiques ne se modifient-elles pas à chacun de leur retour ? la variole, la rougeole, la scarlatine ne sont pas constamment les mêmes ; leurs formes symptomatiques sont variables d'une année à l'autre ; pourquoi toutes les maladies qui revêtent plus ou moins la forme épidémique ne subiraient-elles pas la même variabilité dans leur manifestation , lorsque les milieux où elles apparaissent peuvent subir tant d'impressions différentes ?

En déduisant les conséquences de tout ce qui précède , il ne répugnera à personne d'admettre comme vrai :

1° Qu'à côté des pneumonies franchement inflammatoires à marche régulière , il en est qui subissent , dominées par des accidents survenus dans la constitution atmosphérique , ou dans la constitution de l'individu , une influence telle , qu'elles dévient , font fausse route , et se présentent sous un aspect inaccoutumé, trompeur ;

2° Qu'il arrive aussi par le fait de ces mêmes accidents constitutionnels, que l'économie se trouve frappée dans sa totalité , par un principe inconnu qui peut laisser ou imprimer sur l'organe respiratoire , une altération spéciale ressemblant à la pneumonie.

www.ingramcontent.com/pod-product-compliance
Ingram Content Group UK Ltd.
Pitfield, Milton Keynes, MK11 3LW, UK
UKHW020104100726
13658UKWH00004B/1968